AF586578

ÉTUDE CLINIQUE

SUR LE

TRAITEMENT PAR L'ACIDE CARBONIQUE

AUX

EAUX DE SAINT-ALBAN

PAR

Le Docteur SERVAJAN

Médecin-Inspecteur

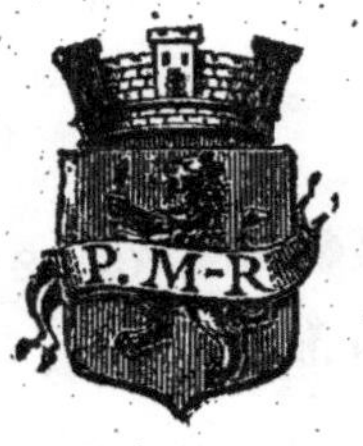

LYON

IMPRIMERIE MOUGIN-RUSAND

3, Rue Stella, 3

1879

SAINT-ALBAN

A 10 kilomètres de Roanne (Loire)

LIGNE DU BOURBONNAIS

OMNIBUS A TOUS LES TRAINS

On y trouve de grands et beaux hôtels très-confortables — *Hôtel St-Louis* au milieu du Parc; — pensions bourgeoises à tous les prix ; — *Casino* avec cabinet de lecture réservé ; salle de spectacle, de billard, de consommation.

EXCURSIONS dans la vallée du *Désert* ; — les bois de la *Madeleine* ; — à *St-André-d'Apchon*, avec son château féodal ; — *St-Haon-le-Châtel*, avec ses vieux remparts ; — *Ambierle*, avec son église classée parmi les monuments historiques, etc., etc.

ÉTUDE CLINIQUE

SUR LE

TRAITEMENT PAR L'ACIDE CARBONIQUE

AUX

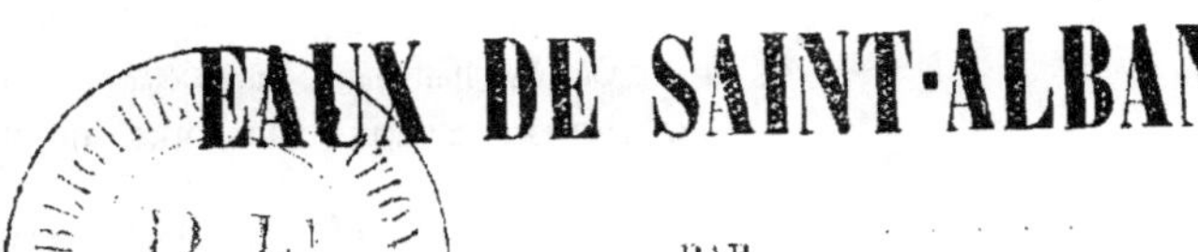

EAUX DE SAINT-ALBAN

PAR

Le Docteur SERVAJAN

Médecin-Inspecteur

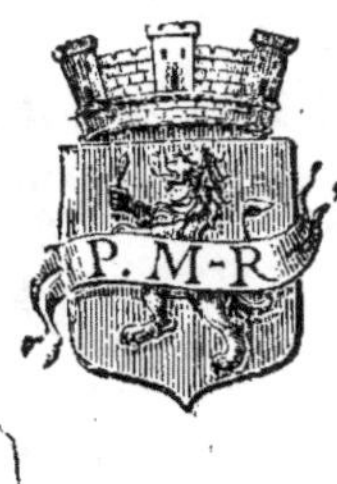

LYON

IMPRIMERIE MOUGIN-RUSAND

3, Rue Stella, 3

1879

TABLEAU SYNOPTIQUE

de la somme des principes élémentaires contenus
dans un litre d'eau de Saint-Alban.

	Puits Antonin	Puits Julia	Puits César	P. Faustine
	GRAMMES	GRAMMES	GRAMMES	GRAMMES
Azote . . / Oxygène.	traces.	traces.	traces.	traces.
Acide carbonique libre et combiné.	3,5100	3,4117	3,3900	3,3781
— chlorhydrique.	0,0182	1,0190	0,0189	1,0189
— iodhydrique.	traces.	traces.	traces.	traces.
Potasse.	0,0434	0,0451	0,0432	0,0442
Soude	0,3689	0,3687	0,3692	0,3679
Chaux	0,3684	0,3695	0,3651	0,3710
Magnésie.	0,1402	0.1422	0,1430	0,1391
Silice.	0,0454	0,0448	0,0453	0,0443
Protoxyde de fer.	0,0101	0,0099	0,0105	0,0104
Arsenic. . . . . . . / Matières organiques .	traces.	traces.	traces.	traces.
Total.	4,5046	4,4109	4,3852	4,3742

DES INDICATIONS GÉNÉRALES

DES

EAUX DE SAINT-ALBAN

Parmi les eaux minérales de France, les plus riches en gaz acide carbonique libre et combiné, celles de Saint-Alban tiennent l'un des premiers rangs.

Il suffit, pour s'en convaincre, de jeter un coup d'œil sur l'analyse chimique de la source principale, publiée par M. Lefort en 1859. Elle donne pour un litre d'eau, 3 grammes et demi d'acide carbonique libre et combiné.

Les sources de Vichy, les plus renommées sous ce rapport (Mesdames, Célestins), ne contiennent, la première que 1,90 d'acide carbonique libre, et la deuxième que 1,29. Royat ne possède que 0,74.

La grande richesse des eaux de Saint-Alban, en principe gazeux, les a fait mettre par feu Demarquay (1), sur le même rang que Nauheim et Kissingen, pour les heureux résultats, obtenus à l'aide du traitement par le gaz acide carbonique.

A la quantité se trouve jointe la qualité. M. Jules Lefort (2), qui a fait son analyse sur les lieux, dit, dans son rapport : « Peu de sources minérales bi-carbonatées,

(1) Essai de Pneumatologie médicale, p. 496.

(2) Séance de l'Académie de médecine du 25 janvier 1859.

« en France, possèdent de l'acide carbonique d'une pu-
« reté aussi grande que celles de Saint-Alban. »

Les quatre sources renferment chacune la même quantité de gaz, et, comme leur débit est de 164,000 litres, par 24 heures, elles fournissent une quantité de gaz tellement grande, qu'elle peut suffire, à toutes les exigences du service médical le plus varié.

D'après M. le docteur Rimaud, de Saint-Etienne, Saint-Alban paraît avoir devancé l'Allemagne dans l'emploi de l'acide carbonique en inhalations, et ce fut M. Goin, qui le premier fut conduit à en faire l'application, par l'observation d'un ouvrier asthmatique employé au curage des sources. Cet ouvrier, menacé plusieurs fois d'asphyxie pendant cette opération, s'aperçut qu'il respirait avec beaucoup plus de facilité après avoir été soumis à l'action asphyxiante de l'atmosphère du canal souterrain (1).

Depuis cette époque, le traitement par l'acide carbonique n'a cessé d'être appliqué à Saint-Alban, et, les nombreux malades qui s'y rendaient, ont toujours trouvé dans M. Gay, un zélé continuateur de l'œuvre de son devancier. Il n'est donc pas vrai de dire que ce moyen thérapeutique ait été négligé depuis M. Goin, comme l'avance M. Rimaud, et encore moins à peu près abandonné, comme d'aucuns le prétendent. S'il a pu subir un moment d'éclipse, la faute en est à une administration turbulente, pour ne rien dire de plus, qui, sacrifiant Esculape au dieu du commerce, n'a rien fait pour seconder le zèle de M. l'inspecteur Gay.

---

(1) Eaux minérales de Saint-Alban, 1834.

Guidé par les travaux importants qui ont paru sur la question, par l'expérience de mes prédécesseurs, et surtout secondé par l'extrême bienveillance des concessionnaires actuels, préoccupés à juste titre des progrès de la science, je tiens à perfectionner, à Saint-Alban, le traitement par l'acide carbonique. Il se fait déjà depuis longtemps d'une manière assez complète. M. le docteur Péter (1) va nous le montrer à ses débuts. « Au commencement, dit-il, six becs seulement étaient affectés aux malades. Le gaz traversant une couche d'eau, était recueilli à sa surface par un petit entonnoir à long tube et aspiré par chaque malade. »

Depuis ce temps un immense progrès a été accompli, et un bâtiment spécial est maintenant affecté à ce genre de médication. Il renferme, deux salles destinées à l'inhalation, permettant à plus de cinquante malades de suivre simultanément leur traitement, qui a lieu d'ordinaire trois fois par jour, pendant une heure. Plusieurs cabinets indépendants, annexés aux salles, sont destinés aux douches locales, vaginales, utérines, etc., etc., ou à l'application du gaz pour le traitement externe, avec les divers appareils nécessités pour les bains entiers ou partiels.

Outre ce bâtiment spécial, une grande salle d'inhalation est annexée à l'établissement hydrothérapique, et agencée de façon à permettre, selon les indications médicales, le mélange de vapeur d'eau minérale au gaz carbonique.

C'est une précieuse ressource, pour le début du traitement, dans certaines affections.

---

(1) Thèse. de l'inhalation du gaz acide carbonique. Paris, 1854.

Il existe, enfin, un cabinet confortable destiné aux douches des organes sexuels chez la femme.

« Nos eaux françaises, dit Mayet (1). sont infiniment supérieures à toutes celles que possèdent les autres nations européennes. »

Il y a donc œuvre de patriotisme à retenir chez nous, les nombreux malades, que la mode conduisait, avant la guerre, aux thermes d'Allemagne.

Avant de passer à l'application du gaz acide carbonique, à l'état de pureté, je veux le considérer à l'état de combinaison avec les autres principes minéralisateurs des eaux de Saint-Alban.

Le chlorure de sodium, le fer, les alcalis, qui se trouvent en combinaison dans les sources de Saint-Alban avec une si grande quantité d'acide carbonique, en font une eau d'une minéralisation excessivement propre au rétablissement des constitutions débilitées. Car si l'on adopte la manière de voir du docteur Herpin (2) de Metz « c'est« à l'acide carbonique, plutòt qu'à l'élément basique, « soude, chaux, qu'il faut attribuer une grande partie « des vertus d'un grand nombre d'eaux minérales »

L'une des propriétés les moins incontestées de l'acide carbonique, est d'être un excitant des organes avec lesquels il est mis en contact. Aussi, est-il indiqué, dans les maladies de l'estomac, toutes les fois qu'il faut stimuler

(1) Répertoire de pharmacie, 25 juillet 1877.
(2) De l'acide carbonique, p. 393.

énergiquement les fonctions de cet organe, en provoquant ses contractions.

L'eau de Saint-Alban, prise en boisson seule ou avec le gaz sec ingéré par déglution, est un moyen presque infaillible, dans les affections atoniques de l'estomac, qu'elles soient primitives ou consécutives, ainsi : les dyspepsies, les gastralgies de la chlorose, de l'anémie, des maladies utérines, de la convalescence des maladies aiguës ou chroniques, etc., etc.

Voici un exemple de guérison de dyspepsie deutéropathique, à l'appui de ce que j'avance.

OBSERVATION I

Dyspepsie liée à une affection chronique de l'utérus
Un mois de traitement — Guérison.

Le 20 juillet 1878, M. le docteur V..... m'adresse, à Saint-Alban, Madame F... très-nerveuse. Cette dame, âgée de 35 ans, souffre depuis longtemps d'une affection de l'utérus, pour laquelle elle a suivi, sans grand succès, les conseils de plusieurs médecins.

Cetté maladie a causé une perturbation de la nutrition qui l'a jetée dans un état névropathique alarmant. Ayant un dégoût prononcé pour toute espèce de remèdes, ce n'est que, sous l'empire d'un traitement hygiénique habilement dirigé, et, consistant surtout en un régime lacté, que Madame F... a pu reprendre assez de force pour venir aux eaux de Saint-Alban.

Etat actuel.— Très impressionnable, très-vive. Appétit bizarre, ne peut boire de vin. Digestions troublées par la moindre émotion. Tiraillements à l'épigastre, point xipho-rachidien des dyspeptiques. Bouffées de chaleur, pesanteurs de tête et parfois vive céphalalgie. Constipation habituelle. Pas de sommeil. Menstruation difficile, douloureuse, peu abondante et irrégulière. Comme épiphénomène du flux cataménial, écoulement leucorrhéïque.

A l'examen, on trouve l'utérus un peu tombé dans le vagin, l'orifice du col béant, la lèvre antérieure gonflée, du catarrhe, mais ni érosions, ni granulations.

Cet état rend la marche pénible et amène une prompte fatigue.

Traitement. — Huit verres d'eau minérale par jour. Deux douches générales en jet mobile, pendant quelques secondes, en insistant énergiquement sur l'épigastre, et en terminant vivement par les pieds. Douche vaginale quotidienne de gaz carbonique.

Sous l'influence de ce traitement les règles avancent. Pendant leur durée, douches générales en pluie de 10 secondes. L'écoulement menstruel a lieu sans douleur et en quantité ordinaire. Madame F... qui n'a jamais fait d'hydrothérapie, appréhende beaucoup la douche pendant la menstruation. Elle en fut très-satisfaite.

Au bout d'un mois, Madame F... fut rappelée en toute hâte auprès d'un de ses enfants malade. A ce moment, l'appétit était bon, elle ne souffrait plus de l'estomac, digérait bien, buvait du vin du pays parfaitement supporté, pouvait faire de longues promenades, presque sans fatigue. J'ai su depuis par le docteur V.... qui m'avait adressé Madame F... que sa guérison s'était maintenue.

Evidemment, plusieurs facteurs ont été en jeu dans cette cure, l'eau en boisson, les douches de gaz, l'hydrothérapie. Ce dernier genre de traitement peut seul suffire à guérir les dyspepsies et les gastralgies les plus rebelles, je l'accorde volontiers, mais, je suis persuadé que la douche froide agit plus vite et plus efficacement, quand à son action s'ajoute celle d'une eau minérale riche en acide carbonique pour favoriser activement l'hématose. C'est donc un immense avantage de pouvoir, à Saint-Alban, joindre au traitement interne, dans les cas de débilité de l'organisme, un modificateur d'une puissance telle que l'hydrothérapie.

On remarquera dans l'observation qui précède que l'hydrothérapie, pendant les règles, a été très-salutaire.

L'opportunité de la douche froide pendant la menstruation, étant un sujet en litige, je ne puis mieux faire que de citer les propres paroles du créateur de l'hydrothérapie scientifique. On lui accordera je pense, d'être compétent. Voici ce qu'écrivait Fleury en 1849 :

« Toutes les femmes traitées depuis trois ans dans l'établissement hydrothérapique de Bellevue, ont pris, pendant l'époque menstruelle, des douches générales en pluie ou en nappe, précédées ou non de transpiration, et les résultats de cette pratique ont été les suivants :

« Jamais il n'est survenu le plus léger accident.

« Jamais les règles n'ont été arrêtées.

« Dans l'état normal, l'écoulement menstruel n'a subi aucune modification.

« Dans l'état morbide, l'écoulement menstruel a été ramené à des conditions physiologiques et s'est régularisé, si je puis m'exprimer ainsi : devenu plus abondant s'il avait diminué ; moins abondant s'il avait augmenté outre mesure ; facile, s'il était accompagné de douleurs plus ou moins vives ; régulièrement périodique s'il était devenu irrégulier. »

Après une pareille autorité, je n'insiste pas, mais je pense néanmoins qu'il n'est pas indifférent de donner ce conseil à toutes les femmes pendant leurs époques ; dans tous les cas, le médecin comme le veut Fleury, doit donner lui-même la douche, s'il ne veut pas s'exposer à de terribles mécomptes, ou tout au moins n'en confier l'administration qu'à une doucheuse très-expérimentée, sur laquelle il exercera une surveillance attentive.

L'établissement hydrothérapique de Saint-Alban installé par Wertheim et confié au début à l'habile direction du docteur Gillebert d'Hercourt, réunit tous les degrés de perfectionnement de la médication par l'eau froide. La température de l'eau est constante à 10 degrés, grâce à un réservoir creusé dans les flancs de la montagne. C'est entre 8 et 10 cent. que l'eau présente les conditions les plus favorables à l'efficacité du traitement.

La force de projection de l'eau, l'un des éléments les plus importants du procédé opératoire, se fait sous une pression de deux atmosphères.

Les appareils perfectionnés, d'après les plus récents

systèmes, permettent de donner toute espèce de douches, et de faire les traitements les plus variés.

C'est en un mot, un établissement de premier ordre.

En réfléchissant, à la composition chimique des eaux de Saint-Alban, on peut affirmer d'avance leurs propriétés bienfaisantes, dans la chlorose et l'anémie. C'est, en effet, dans ces cas d'altération du sang, donnant lieu à des phénomènes nerveux très variés, qu'il convient d'administrer les préparations ferrugineuses, à l'aide de nos eaux minérales. Par leur acide carbonique, elles sont un puissant stimulant de l'hématose, et augmentent la vitalité du système utérin ; ainsi chez les jeunes filles impubères, dysménorrhéiques, atteintes de ménorrhagie, voit-on, à la suite d'une saison à Saint-Alban, s'établir et se régulariser une fonction qui est d'une importance si capitale, non seulement pour l'harmonie de la santé, mais encore pour la conservation de l'espèce.

Et cette antique réputation qu'ont les eaux de Saint-Alban de guérir l'impuissance et la stérélité, ne s'expliquerait-elle pas par la régularité de la menstruation, et l'effet aphrodisiaque des principes gazeux qu'elles renferment ?

OBSERVATION II.

Chloro-anémie — Etat nerveux — Palpitations — Ménorrhagie — Dyspepsie — Vingt jours de tvaitement — Amélioration.

Mlle C... âgée de 27 ans, a le teint pâle, la peau sèche, de l'inappétence, des renvois sans odeur caractéristique, des alternatives de constipation et de diarrhée, des borborygmes, des spasmes, une exaltation extrême de la sensibilité. Elle est très-inquiète de son état. Les règles reviennent toutes les trois semaines et sont très-abondantes.

Traitement. — Il a consisté en bains d'eau minérale, mitigés les premières fois. Eau en boisson, à la dose de huit verres, quatre le matin et autant le soir. Douches en pluie de deux secondes.

Cette jeune fille, n'ayant pu rester qu'une vingtaine de jours, est partie très-améliorée. L'appétit était bon, et la fraîcheur du teint indiquait un retour évident à la santé.

Voici un exemple bien remarquable de ce que peuvent les eaux de Saint-Alban combinées avec un traitement hydrothérapique.

OBSERVATION III.

Lymphatisme — Chloro-anémie — Dyspepsie — Leucorrhée — Névropathie — Deux saisons à Saint-Alban — Guérison.

M. le docteur Coutaret, chirurgien en chef de l'hospice de Roanne, m'adresse le 19 juin Mlle T... Tempérament nervoso-lymphatique, brune, plutôt maigre, 21 ans.

Les téguments et les muqueuses sont pâles. La face est pâle aussi, mais avec une nuance d'un jaune plus ou moins verdâtre, principalement autour de la bouche et à la lèvre supérieure. Les yeux sont cernés. Les tissus mous.

Les règles reviennent deux fois par mois, sont à peine colorées, peu abondantes, accompagnées de douleurs lombaires, durent peu et se terminent par de la leucorrhée. Quelquefois des epistaxis précèdent la menstruation.

Les digestions sont troublées, l'appétit languissant, irrégulier, fantasque, dégoût suprême pour la viande. Constipation.

Les extrêmités sont généralement froides et humides en même temps. Mlle T... est très-sensible aux variations atmosphériques. Pouls petit, intermittent, palpitations, étouffements. Transpiration facile après un exercice même peu prolongé. Faiblesse très grande. Point douloureux très limité au niveau du foie. Douleurs névralgiques au-dessous du sein droit.

Traitement. — Deux verres d'eau minérale. Huit au bout de quinze jours.

Douches générales bi quotidiennes en jet de 10 secondes.

Le 17 juillet, jour de son départ, l'état de Mlle T... était très satisfaisant. Elle faisait des promenades et des courses sans se fatiguer, mangeait bien et avait engraissé. La menstruation eut lieu et fut normale.

J'engageai néanmoins Mlle T... à revenir en septembre, ce qu'elle fit. Soumise au même traitement, elle partit au bout de quinze jours complètement rétablie. La guérison s'est maintenue.

L'hydrothérapie seule peut guérir les chlorotiques, c'est vrai, car elle a sur l'hématopoièse et sur l'ensemble de la fonction nutritive, une influence que le docteur Fleury a bien fait ressortir. C'est en partant de ces données, comme le remarque Noël Guéneau de Mussy qu'on a vulgarisé l'emploi de l'hydrothérapie dans la chlorose.

Mais malgré ce traitement héroïque, le fer n'en reste pas moins le spécifique de cette altération du sang, non point donné à doses brutales d'après les nombreuses recettes qui s'étalent à la quatrième page des journaux, mais pris au contraire à petites doses associé à d'autres principes pour le rendre plus facilement assimilable. Sous ce rapport les eaux minérales ferrugineuses, conviennent parfaitement à ces constitutions délicates, qui ne sauraient supporter des doses massives. Ainsi qu'on l'a établi dans les eaux carbo-ferrées, l'acide carbonique en excès facilite beaucoup l'absorption des sels de fer.

« Ce qui manque à Vichy, écrit Durand Fardel, ce sont des sources faiblement minéralisées » à ce point de vue, les eaux de Saint-Alban complètent celles de Vichy, car situées dans le même bassin géologique, elles contiennent absolument les mêmes sels en dissolution, en moindre quantité, il est vrai ; mais cette infériorité, n'est pas un défaut, puisque dans le plus grand nombre des cas on coupe les eaux de Vichy avec moitié ou deux tiers d'eau commune (1).

« A Vals, comme à Vichy, un bain d'eau minérale pure est excitant ; il est préférable de la mitiger. Cette précaution est superflue dans quelques eaux alcalines mixtes, comme Saint-Alban, etc. (2). »

« On se rappellera, dit Pétrequin (3), que les eaux minérales moins chargées en bicarbonate de soude, prises à l'intérieur, s'adressent principalement aux individus à sensibilité intestinale exagérée, ou à ceux qui sont arrivés à un état de débilité trop prononcé. »

Rotureau (4) parait aussi du même avis, quand il dit : « Dans les affections du foie et des voies biliaires, il ne « faut jamais perdre de vue qu'il se trouve des malades « trop affaiblis, pour supporter une cure fluidifiante et « dépressive à des eaux fortement minéralisées. C'est « dans les cas d'hypertrophie et de congestion du foie, « qu'on se trouve bien des eaux bicarbonatées moyen- « nes comme celles de Saint-Alban. »

En résumé les eaux de Saint-Alban s'adressent à toutes

(1) Traité thérapeutique des eaux minérales p. 540.
(2) Patissier, rapport, etc. 1854.
(3) Traité des eaux minérales, 1859.
(4) Des principales eaux minérales de l'Europe.

les affections de l'appareil digestif et de ses annexes, mais elles se montrent particulièrement efficaces, dans les dyspepsies, gastralgies, gastro-entérites chroniques, et diverses névroses sous la dépendance d'un appauvrissement du sang.

Dans les engorgements du foie, de la rate; dans les maladies des voies biliaires, caractérisées par des coliques hépatiques, de l'ictère, etc.;

Dans les affections des reins qui se manifestent par la gravelle, les coliques néphrétiques, etc.

DU TRAITEMENT EXTERNE
par le Gaz acide carbonique.

Le gaz acide carbonique, s'emploie à Saint-Alban, en bains généraux, en douches locales, ou à l'intérieur, sous forme d'aspiration, d'inhalation, de déglutition, à l'état de pureté, sec, ou mélangé à des vapeurs d'eau minérale ou à de l'air atmosphérique.

DES BAINS DE GAZ ACIDE CARBONIQUE

Rotureau (1) qui s'est occupé d'une façon toute spéciale des bains de gaz, les préconise dans les affections rhumatismales, et principalement, dans une de leurs manifestations les plus graves et les plus rebelles, la paralysie du mouvement et de la sensibilité, et les diverses névralgies, particulièrement la névralgie sciatique. De

---

(1) Etude sur les eaux minérales de Nauheim ; 1856, p. 141.

toutes les formes de paralysie, celle qui cède le plus facilement est la paraplégie. Mais dans les paralysies essentielles, dépendant d'une affection organique du cerveau ou de la moelle, les bains de gaz paraissent ne produire qu'un effet médiocre.

L'excitation produite sur le système circulatoire par le gaz carbonique, fait, en général proscrire les bains chez les pléthoriques.

Toutes les fois qu'il s'agit de rappeler une transpiration supprimée, les bains d'acide carbonique sont indiqués. Ils offrent cet avantage sur les bains russes, qu'ici, la respiration se fait librement et sans gêne. On les conseillera, avec avantage, chez les goutteux, où l'exhalation cutanée, avec la sécrétion urinaire, sont les grands moyens d'élimination. Aussi, une sueur abondante, survenant avant ou pendant le bain de gaz, est-elle un signe favorable dans les affections rhumatismales et goutteuses.

Une augmentation de douleur provoquée par ces bains gazeux est considérée comme bienfaisante par le docteur Heidler de Marienbad. Les médecins de Saint-Alban avaient déjà depuis longtemps observé que les bains composés d'eau minérale, tout en diminuant notablement la sécrétion des membranes muqueuses, augmentaient les urines et rappelaient souvent les douleurs articulaires, musculaires ou internes, dépendant d'une maladie antérieure et qui étaient oubliées quelquefois depuis longtemps. Lorsque ces douleurs apparaissent, le médecin doit porter un pronostic favorable sur l'issue de la cure minérale.

Les bains de gaz ont souvent suffi à rappeler l'écoulement menstruel et hémorrhoïdaire accidentellement supprimés. Mélangés avec des vapeurs d'eau minérale chaude, ils sont très-utiles contre les exanthèmes chroniques et atoniques de la peau, surtout ceux des membres inférieurs.

DES DOUCHES DE GAZ ACIDE CARBONIQUE

(Maladies palpébrales et oculaires)

Les douches locales gazeuzes sont appliquées dans certaines affections des sens spéciaux presque exclusivement. On les emploie dans plusieurs maladies de l'œil passées à l'état chronique. Connaissez-vous rien de plus repoussant que ces affections des paupières à ectropion hideux à granulations sécrétantes? C'est dans ces cas que triomphe la douche de gaz, et, l'on peut suivre l'amélioration pour ainsi dire jour par jour.

OBSERVATION IV.

Blépharo — Conjonctivite — 15 jours de traitement Amélioration.

Madame R..., repasseuse, venue à Saint-Alban pour accompagner son mari que M. le docteur Emile Waton, de Terrenoire, m'avait adressé pour un traitement hydrothérapique, est atteinte d'une blépharo-conjonctivite ancienne.

Cette affection indolente aujourd'hui, lui causait au début une douleur prurigineuse intense.

Les bords des paupières sont rouges et renversés en dehors; la conjonctivé oculo-palpébrale est pleine de granulations. Plusieurs cils sont arrachés et une sécrétion abondante s'amasse chaque matin dans l'angle interne de l'œil. Epiphora.

Traitement. — J'employai au début, deux douches par jour alternativement sur chaque œil.

Elles produisaient un picotement assez désagréable et une sécrétion exagérée de larmes, mais la tolérance se fit après quelques douches, et j'en pus porter le nombre à trois par jour.

Cette femme qui ne consentit à suivre la médication carbonique que sur mes instances, fut très-améliorée, Son départ eut lieu après quinze jours de traitement, parce que son mari avait terminé sa cure, faite aux frais d'une société de secours mutuels.

Résultats. — Les paupières sont complétement déter. gées, le larmoiement pour ainsi dire nul, et l'aspect supportable.

M. le docteur Emile Goin, de Couzan a cité une observation semblable.

OBSERVATION

Blépharite glandulo-ciliaire — Vingt jours de traitement — Guérison.

Madame Créovan, d'Ambierle, soignée il y a quatre ans pour une blépharite, l'a vu récidiver à la suite d'un séjour dans une habitation humide.

Cette femme, peu fortunée, sur la promesse d'un traitement gratuit voulut bien venir à Saint-Alban. Elle arrive à la fin d'août. Je constate alors, une sécrétion visqueuse des glandes de meibomius qui agglutine les cils et colle les paupières le matin.

Auparavant, des petits boutons de la grosseur d'un grain de millet, causaient un léger prurit et laissaient suinter un liquide jaunâtre.

La muqueuse oculo-palpébrale est rouge et tuméfiée. Ectropion commençant, dacryocystite, névralgies circumorbitaires parfois intolérables.

Traitement. — Huit verres d'eau minérale par jour. Douches gazeuses bi-quotidiennes pendant huit jours, ensuite, trois d'une demi-heure de durée, avec des alternatives de repos que je conseille à la malade d'utiliser pour faire des aspirations de gaz, pour agir sur un état catarrhal du poumon qui existe depuis longtemps.

Résultats. — Cessation des névralgies, due, ce me semble, au pouvoir anesthésique de l'acide carbonique. La sécrétion visqueuse est tarie. L'inflammation du sac lacrymal disparue. J'ai revu cette femme plusieurs fois. Les yeux sont toujours en bon état.

Le croirait-on ? la disparition de son affection oculaire, cependant assez dégoûtante, lui cause moins de satisfaction que l'amélioration de son catarrhe pulmonaire et la guérison de sa migraine ; résultats qu'elle attribue, non sans raison, aux aspirations de gaz qu'elle a faites, dans l'intervalle de ses douches oculaires. Ainsi, blépharite, névralgie, migraine, catarrhe pulmonaire, tout a été guéri ou amélioré par le traitement carbonique.

. . . .

Dans les inflammations aiguës de la conjonctive et de la cornée, les douches de gaz sont salutaires, mais on les emploie rarement. Il faut les réserver pour les cas chroniques.

Dans les kératites, l'effet, bien que toujours efficace, est moins prompt. Quand il existe des ulcérations de la cornée, elles se détergent, perdent la tendance à gagner en profondeur pour devenir superficielles, ne laissant après elles que des albugo et des leucoma, pour disparaître complétement, sous l'influence d'une saison prolongée. En somme, les kératites, qu'elles soient vasculaires, superficielles, profondes, ulcéreuses, sont justiciables des douches de gaz acide carbonique. On se trouvera également bien de les employer dans la paralysie de la paupière supérieure survenant à la suite d'un refroidissement brusque. Quelques jets de gaz suffisent ordinairement à la faire disparaître. Il n'en serait pas de même, si la blépharoplégie était symptomatique d'une affection cérébrale dépendant d'une hémorrhagie, d'un ramollissement ou d'une tumeur à la base du cerveau.

MALADIES DE L'OREILLE.

« Dans toutes les surdités qui tiennent à une affection
« chronique du conduit auditif externe, les douches
« gazeuses rendent de très-grands services : Ainsi, leur
« utilité est reconnue dans toutes les othorrées qui
« dépendent, soit d'une sub-inflammation de la mu-

« queuse, soit d'une maladie des os, déterminée surtout
« par un vice scrofuleux. (Rotureau) (1). »

MALADIES DES FOSSES NASALES

Les inflammations chroniques simples de la pituitaire, sont en général promptement modifiées et guéries par les douches d'acide carbonique; c'est surtout l'ulcération de cette membrane, compliquée ou non d'altération osseuse, qu'on désigne sous le nom d'ozène, qui est heureusement modifiée par un traitement prolongé. Je suis heureux de pouvoir citer le fait suivant :

OBSERVATION VI.

Ozène — Angine chronique — Chlorose — Un mois de traitement — Guérison.

Mademoiselle R*** vient aux eaux de Saint-Alban, d'après les conseils de M. le docteur Comte de Charlieu, 21 ans, tempérament lymphatico-strumeux. Pâleur des téguments et des muqueuses; tissus flasques. Odeur spéciale caractéristique, perçue à une assez bonne distance, a eu dans son enfance le chapelet ganglionnaire, un coryza perpétuel.

(1) Des principales eaux minérales de l'Europe, Allemagne et Hongrie, p. 162.

Reglée à 16 ans ; menstruation irrégulière, difficile suivie de leucorrhée. Céphalagie habituelle très-pénible. Epistaxis fréquentes et supplémentaires, appétit nul; digestion accompagnée de flatulenee. Constipation. La muqueuse de l'arrière-gorge est d'une rougeur diffuse, les amygdales grosses, la voix un peu enrouée.

Traitement. — Commencé le 23 juillet, il a été assez complexe. J'avais à relever un organisme débilité et à lutter contre une affection locale rebelle. Chaque jour, je procédai ainsi :

1° Douches générales froides, bi-quotidiennes en jet de six secondes, au début ; d'une demi-minute à la fin.

2° Deux aspirations de gaz, en conseillant de porter l'embout au fond de la bouche, de manière à pratiquer le douchage de l'arrière-gorge.

3° Deux douches naso-pharyngiennes, administrées avec l'olive nasale de M. Albertin. C'est une heureuse et ingénieuse modification de l'olive ordinaire, qui peut ainsi rendre de grands services dans le traitement des affections, tant des fosses nasales que des arrières-narines. J'administrai moi-même ces sortes de douches, et après un très-court apprentissage, la malade les toléra bien. Il sortait, chaque fois, un mucus épais, vert jaunâtre, à odeur nauséabonde, affectant souvent la forme de la narine sur laquelle il s'était moulé. Au début, j'employai des solutions phéniquées, à la fin, des douches de gaz mélangé à des vapeurs d'eau minérale.

Résultats. — Après un mois de traitement cette jeune fille est partie complétement débarassée de sa triste affection. L'odeur caractéristique de l'ozène avait disparu. La constitution, sous l'influence de l'eau en boisson et de la douche froide s'était fortifiée. Mlle R... offrait tous les attributs d'une bonne santé.

Enfin, on donnera avec avantage, des douches locales gazeuses, dans certaines pertes du mouvement d'une partie d'un membre, d'un ou de plusieurs doigts, par exemple ; dans les ulcères atoniques, surtont chez les vieillards ; dans certaines maladies pustuleuses de la peau, telles que la mentagre, le porrigo, l'acmé ou dartre pustuleuse disséminée.

DU GAZ PRIS A L'INTÉRIEUR

(Maladies du larynx, angines, bronchites)

Dans les inflammations catarrhales chroniques de la muqueuse du pharynx, des amygdales et de la luette accompagnées d'une exsudation mamelonnée, les inhalations carbo-gazeuses sont principalement utiles. Ce catarrhe s'étend souvent à la muqueuse laryngienne. La voix devient plus ou moins rauque, quelque fois aphone. C'est la pharyngo-laryngite granuleuse de Spengler.

Voici deux cas traités à Saint-Alban avec succès :

OBSERVATION VII.

Pharyngo-laryngite granuleuse — Un mois de traitement — Guérison.

M. le docteur Reuillet, m'adresse Madame J.... Tempérament lymphatique, 35 ans, brune. A la suite de nombreuses récidives de catarrhe de la gorge et de fréquentes esquinancies, la voix devient rauque, nasonnée ; l'hypérémie de la trompe amène de la surdité, la déglutition est gênée.

En abaissant la langue, on voit la muqueuse de l'arrière-bouche d'un rouge violacé par plaques, avec un pointillé sur les piliers du voile du palais, les amygdales sont hypertrophiées.

Au larycoscope, les cordes vocales, surtout les supérieures, sont gonflées.

Toux gutturale fort incommode.

Etat saburral des premières voies, et catarrhe pulmonaire.

Le traitement consiste en trois inhalations de gaz carbonique par jour. La malade a soin de porter l'embout du tube, au fond de la bouche, de manière à pratiquer une sorte de douchage pharyngo-laryngien.

Madame J. a fait plusieurs interruptions, néanmoins à son départ, les granulations sont en partie disparues, la voix est claire et sonore, l'ouïe recouvrée.

Les tonsilles restent grosses. Madame J. ayant comme voisine de Saint-Alban, toute facilité pour faire une nouvelle saison, achèvera de faire disparaître l'hypertrophie amygdalienne.

OBSERVATION VIII.

Pharyngo-laryngite granuleuse — Un mois de traitement — Guérison.

Mlle Henriette B... vient à Saint-Alban en juillet, 18 ans, lymphatisme.

Granulations folliculaires très-prononcées sur le pharynx dont la muqueuse est rouge et très-vasculaire, demi-surdité, enchiffrènent, voix rauque, luette épaissie, allongée, hypertrophie des amygdales; même traitement que dans le cas précédent.

Au départ, voix nette, plus de surdité, les tonsilles restent un peu grosses ; ce qui prouve que l'action résolutive et fondante du gaz carbonique, bien que très évidente, est assez longue à se produire.

Certains malades se soumettent à des cautérisations répétées, à l'extirpation des amygdales, à l'excision de la luette, et l'aphonie persiste, parce que les granulations ne sont pas détruites.

Chomel et Noël Guéneau de Mussy ont insisté sur la connexion de cette affection avec la diathèse herpétique. Elle existe fréquemment chez les sujets scrofuleux, ainsi que le prouvent les observations VII et VIII.

Dans les aphonies produites par une fatigue excessive du larynx, chez les prédicateurs, les chanteurs de profession, les professeurs de collége, en un mot chez toutes les personnes qui font un long et quotidien usage de leur organe vocal, les aspirations de gaz produisent de vraies cures. Je citerai le cas suivant, que je tire d'un opuscule de mon prédécesseur, M. le docteur Gay (1).

OBSERVATION IX.

Aphonie complète. — Guérison après une saison.

M. l'abbé B... âgé de 32 ans, d'un tempérament lymphatique, professeur de rhétorique dans un séminaire, vint en 1862, à Saint-Alban, pour une perte presque entière de la voix. Sa classe se composait de 40 élèves, il avait tellement été obligé de fatiguer son larynx, que deux mois avant la fin de l'année, il éprouvait la plus grande peine à se faire entendre de ses élèves, et qu'enfin la voix s'était totalement perdue.

Il fut soumis aux aspirations du gaz, d'abord une séance par jour et d'un quart d'heure seulement ; puis le gaz étant bien supporté, deux, et ensuite trois séances de près de demi-heure chacune.

Leur effet fut des plus satisfaisants. La voix était complétement rétablie avant son départ. Il revint l'année suivante ayant pu cette année continuer sa classe jusqu'à la fin sans trop de fatigue. Une troisième saison consolida cette guérison, et depuis, M. l'abbé B... que nous avons revu plusieurs fois, a pu chaque année suffire à

(1) Traitement par le gaz acide carbonique, page 9.

toutes les exigences de sa profession, sans aucune altération de la voix.

On voit déjà, par les observations qui précèdent, de quelle utilité est le gaz inhalé dans les affections des voies respiratoires. Il existe souvent chez les jeunes personnes qui sont à peine ou mal réglées, un état de langueur qui se caractérise par de la névropathie mal définie, une petite toux sèche, et une respiration courte. Ces symptômes paraissent alarmants, surtout si une inflammation aiguë de la poitrine a précédé. L'usage du gaz triomphe ordinairement assez vite de tous ces phénomènes qu'on pourrait croire le prodrome de la phthisie. Le fait suivant servira de confirmation.

OBSERVATION X.

Anémie consécutive à une pleuro-pneumonie
Une saison à Saint-Alban — Guérison.

Le docteur M. B... m'adresse Madame et Mademoiselle G..., pour être soumises exclusivement au traitement par le gaz acide carbonique.

Toutes les deux ont eu des hémoptysies. La mère est encore atteinte d'une congestion prononcée du sommet droit.

Mademoiselle, dans sa 15e année, est grande, maigre, lymphatique. Elle a eu cette année une pleuro-pneumonie grave ; la convalescence a été longue et a laissé une grande faiblesse.

Il y a quelques mois, les règles ont paru pour la première fois. Depuis, il se fait à chaque retour un molimen vers les organes pelviens, mais l'évolution ovarienne ne se traduit que par un peu de leucorhée.

Le système musculaire est très grèle, les chairs molles, les muqueuses pâles, et la peau fine et blanche.

Le système nerveux est très-excitable.

Du côté des voies digestives, anorexie, digestions laborieuses, lassitudes fréquentes qui obligent cette jeune fille à se coucher dans la journée.

Palpitations que l'exercice le plus doux exaspère. Toux sèche, fréquente le matin et le soir, provoquant des douleurs dans l'espace inter-scapulaire.

A l'auscultation attentive et répétée, je ne trouve que de légers bruits de frottements pleuraux, des souffles d'anémie dans les carotides et à la pointe du cœur.

La constipation est habituelle.

Traitement. — Madame et Mademoiselle G... sont soumises aux aspirations de gaz. D'abord une seule fois par jour et de courte durée, car il faut quelques séances pour que la tolérance s'établisse. Le gaz étant bien supporté, je conseille deux aspirations de plus longue durée.

Madame vit disparaître sa congestion du sommet droit, Mademoiselle eut ses règles qui parurent sans douleur, abondamment et d'une coloration normale. Les palpitations moins violentes et se montrant rarement permettaient des ascensions dans la montagne sans trop de peine ; les aliments passaient bien, et le teint, devenu frais et rose annonçait d'excellentes fonctions nutritives. La toux et les douleurs thoraciques n'existaient plus.

Cette observation met en évidence d'une manière irréfragable ce que j'ai dit plus haut : la puissance du gaz acide carbonique pour stimuler l'hématose et partant, réveiller de leur état d'atonie les organes digestifs.

ASTHME.

Dans l'asthme, spécialement l'asthme muqueux compliqué d'emphysème, ou dans l'asthme dû à une névrose de l'appareil respiratoire, le gaz carbonique rend les plus grands services. Je n'en veux pour preuve que les résultats signalés à Saint-Alban par l'un de ses médecins inspecteurs qui a le plus contribué à établir la médication par le gaz acide carbonique, en France.

Demarquay, dans son ouvrage de pneumatologie médicale, cite l'observation suivante, recueillie par M. Goin :

OBSERVATION XI.

Asthme nerveux essentiel, sans complication d'affection catarrhale ou organique du cœur.

Deveau, menuisier, âgé de 55 ans, d'un tempérament nerveux, sanguin, fortement constitué, était affecté d'accès d'asthme depuis dix ans. Ces accès, survenus sans cause appréciable, s'étaient aggravés chaque année ; ils avaient rendu impossible le coucher horizontal et imprimé au dos et aux épaules une voussure très-prononcée.

Depuis quelque temps, les accès se répétaient tous les soirs regulièrement et avec beaucoup d'intensité.

M. le docteur Pétra de Montagny m'avait adressé ce malade, pour qu'il fût soumis exclusivement à l'usage du gaz. Je lui fis en conséquence respirer cet agent gazeux chaque soir, très-peu de temps avant l'heure présumée des accès. Ceux-ci, s'en trouvèrent rapidement amoindris quant à leur intensité ; puis, au bout de quinze jours, ils ne reparurent plus le soir. Mais quelques étouffements dans la matinée annoncèrent leur tendance à se reproduire à une autre heure. Le malade, averti et sur ses gardes, ayant eu recours à l'inspiration du gaz aussitôt qu'il éprouvait quelques symptômes avant-coureurs de ses attaques d'asthme, parvint enfin, de cette manière, à les éloiguer définitivement.

Pendant une année entière, la guérison ne s'est pas démentie ; mais, après cette époque, des accès d'étouffements légers et irréguliers recommencèrent à se faire. Soumis de nouveau à la même médication, Deveau a été complétement débarrassé de son affection.

Durand-Fardel a traité de cette façon plusieurs cas d'asthme, et a obtenu de bons effets (1).

Villemin a également eu des succès par la même médication chez plusieurs malades affectés d'asthme avec emphysème (2).

Suivant le docteur Eimer, les aspirations gazeuses à

---

(1) *Union médicale* 1853.

(2) *Revue d'hydrologie*, 15 décembre 1858.

Lagenbrucken, ont toujours amélioré l'emphysème pulmonaire (1).

Madame de L...., âgée de 63 ans, du département de l'Isère, vint en 1846 à Sint-Alban, pour être soulagée d'un emphysème pulmonaire, qui surtout en hiver, revêtait le caractère asthmatique, avec des symptômes graves et très-douloureux. L'usage des aspirations de gaz acide carbonique, employées pendant un mois chaque année, réussissait toujours à soulager cette si pénible affection, et à prévenir ses accès (2).

Sundelin en conseillant l'acide carbonique dans le même cas, espérait augmenter la contractilité des poumons.

Je ne puis mieux résumer les indications de la médication carbonique, dans les affections des voies respiratoires, que par ces paroles de Lersch :

« Elle est surtout avantageuse, dans les cas de dyspnée, dépendant de l'accumulation des mucosités dans les vésicules pulmonaires. »

La dyspnée est, en effet, ce qu'il y a de plus pénible pour le pauvre asthmatique et l'emphysémateux. C'est donc une très-précieuse ressource que de pouvoir, à l'aide de quelques aspirations gazeuses, soulager cette difficulté de respirer. On remarque, à Saint-Alban, que toutes les personnes qui vont au gaz affaissées et repliées sur elles-mêmes, ont à leur sortie de la salle d'inhalation la taille plus droite. Il semble qu'après chaque séance,

---

(1) *Einleitung in die Mineral-Quellen Lehre*, p. 395.
(2) M. Gay, loc. cit., p. 15.

le jeu de la poitrine soit plus facile et plus régulier. Elles aboutissent sans peine au terme d'un plan incliné, qu'elles n'auraient pu gravir auparavant. On rencontre, au bout de quelques jours de traitement, dans les sentiers de la montagne, des malades, marchant presque sans être essoufflés, et qui étaient tellement oppressés à leur arrivée, qu'ils ne pouvaient regagner leur hôtel qu'appuyés sur le bras d'un aide.

MALADIES DE POITRINE

Je ne parlerai point des inhalations de gaz dans les cas de phthisie, parce que cette maladie consomptive, bien déclarée et surtout à une période avancée, paraît, pour ainsi dire, au-dessus des ressources de l'art. Je ne puis cependant ne pas rapporter l'histoire pathologique si intéressante qu'on va lire.

OBSERVATION XII.

Dans les premiers jours de juin, je vis arriver à l'hôtel Saint-Louis où j'habitai, une jeune femme donnant le bras à une amie qui l'accompagnait. Je fus effrayé de sa maigreur, de sa pâleur, de la voussure de sa taille et d'une toux incessante.

Malgré son médecin, elle venait, sur le conseil d'une amie, qui avait été guérie par la médication carbonique, faire une cure par le gaz. On lui avait tant vanté ce genre de traitement, qu'elle avait mise en lui, son dernier espoir. Après un examen très-sommaire, son état me parut tellement grave, que je crus à peine à la possibilité de la garder quelques jours. Mais je ne voulus point briser une espérance obstinée, et je l'entretins dans ses douces illusions.

Sa mère est morte poitrinaire à trente-deux ans, elle en a trente-cinq, et n'a jamais été mariée. Le début de sa maladie remonte à huit ans. La menstruation a été précoce, mais irrégulière.

Son état actuel s'accuse par une grande faiblesse ; ce n'est qu'avec peine qu'elle monte à son appartement. Pendant la nuit, la transpiration oblige à changer de linge; la toux est fort pénible, quinteuse, suivie d'une expectoration de crachats opaques, gris-verdâtres. La percussion fait reconnaître de l'obscurité du son et de la matité à gauche. L'oreille perçoit des râles de craquements humides.

La sensibilité au froid est extrême. Les variations de température encore très-fréquentes à cette époque de l'année, causent des frissons, et chaque soir il y a un mouvement pyrétique accentué.

Les yeux sont brillants.

Même pour les yeux les moins clairvoyants, c'est une poitrinaire.

On conçoit, qu'avec de pareils symptômes, je ne débute qu'en tremblant par un traitement gazeux, et que j'ai la main forcée.

Les inhalations furent excessivement courtes et mélangées avec beaucoup d'air atmosphérique. L'expectoration en fut d'abord augmentée, et des crachats striés de sang me firent redouter l'hémoptysie. Je n'engageai point ma cliente à continuer, et je me bornai à lui prescrire le matin à jeun un demi-verre d'eau de Challes coupé de lait tiédi. Mais je la trouvai si résolue, que je permis de nouveau les inspirations gazeuses.

Au bout de huit jours, tout en redoutant toujours les crachats hémoptoïques, je vis changer la nature de l'expectoration. Elle devint moins abondante et plus facile ; les quintes de toux furent moins fréquentes, la nuit plus calme, permit un peu de sommeil.

La dyspnée s'améliora surtout d'une façon sensible. Nous sommes au quinzième jour de traitement et la malade peut faire seule le trajet de l'établissement à l'hôtel. Elle monte, sans être trop essoufflée, à son appartement qui est au deuxième.

L'amélioration visible de jour en jour a engagé cette malade à rester près de deux mois. Quand elle a quitté Saint-Alban, elle allait mieux qu'on n'eût osé l'espérer, elle avait retrouvé de l'embompoint et des couleurs naturelles ; les forces étaient assez revenues pour permettre des promenades. Elle fit en août un voyage à l'exposition de Paris, qui fut bien supporté.

Ainsi, ce traitement n'a eu d'autre adjuvant que le demi-verre d'eau de Challes. Je suis heureux, puisque l'occasion se présente, de féliciter hautement la nouvelle administration, d'avoir eu l'excellente pensée d'établir à Saint-Alban, à l'instar d'Aix-les-Bains, une buvette d'eau de Challes qu'on trouve dans le même état de pureté qu'à la source. « Les eaux de Challes, dit Bonjean (1), tiennent incontestablement le premier rang, parmi les

(1) Recherches chimiques, physiologiques et médicales sur les eaux de Challes, par Bonjean, Chambéry 1843.

eaux sulfureuses. » C'est donc un précieux complément du traitement de certaines affections.

Malgré l'action héroïque de l'acide carbonique et les bienfaits incontestables de l'eau de Challes, je dois dire que l'air pur et salubre des montagnes de Saint-Alban est aussi pour une part appréciable dans l'amélioration qu'à prouvée Mlle F....

J'ai trouvé dans la *Gazette médicale de Paris* de 1846, page 146, une observation recueillie par M. le docteur Nepple, à Saint-Alban. Je la rapporte *in extenso*, parce qu'elle offre avec la mienne beaucoup d'analogie.

OBSERVATION XIII

Madame Desv..., est petite, maigre, d'une chétive apparence. Dans son enfance, le cuir chevelu, les paupières, les ailes du nez, l'entrée des fosses nasales, ont été couvertes d'une gourme épaisse et humide, dont elle avait été débarassée à treize ans par les eaux de Saint-Alban, prises sur les lieux. A dix-huit ans, les règles ayant paru pour la première fois, mais avec peine, irrégularité et peu d'abondance, une éruption eczémateuse s'est emparée des oreilles, puis il est survenu de la toux, de l'oppression, des points douloureux dans différentes parties du thorax, une expectoration mucoso-puriforme, souvent striée de sang, avec fièvre rémittente légère. Vésicatoires, cautère, lait d'ânesse, lichen, dépuratifs, enfin la plupart des moyens employés en pareil cas ont été successivement essayés pendant quatre années, et sans aucun succès. Les eaux du Mont-Dore, prises l'année dernière, ont plutôt aggravé que soulagé cette espèce de phthisie humorale.

La malade âgée de vingt-quatre ans, s'était rendue à Saint-Alban, contre l'avis de son médecin ordinaire, mais d'après le souvenir du bien qu'elle y avait éprouvé quelques années auparavant.

En la voyant, je pensai d'abord comme son médecin, et je cherchai à la dissuader de faire usage des eaux, leur basse température et leur qualité stimulante me paraissant évidemment contraires à son état : d'autant mieux que le pouls était fébrile, qu'il y avait des sueurs nocturnes, et que fréquemment les crachats étaient teints de sang : mais je la trouvais si obstinément résolue à suivre ses idées à cet égard, que je ne m'appliquai plus qu'à en prévenir ou en atténuer les mauvais résultats, en lui faisant couper les eaux avec des sirops mucilagineux, et la tenant à l'usage presque exclusif du gaz.

L'inspiration de celui-ci produisit bientôt une amélioration sensible dans la toux, l'expectoration et la dyspnée; la boisson d'eau minérale malgré sa fraîcheur, fut beaucoup mieux supportée que je ne m'y attendais. Au bout d'un mois, l'estomac commençant à se fatiguer et le mieux obtenu restant stationnaire je renvoyai la malade, en lui conseillant de revenir après quinze jours de repos. Elle arriva dans les premiers jours du mois d'août dans un état encore plus satisfaisant qu'à son départ, elle recommença à respirer le gaz assidûment, à prendre chaque jour un litre d'eau minérale coupée avec un tiers de lait chaud ; l'appétit était bon, le mouvement fébrile n'existait plus. Elle est repartie, à la fin d'août, non entièrement guérie, mais dans une voie d'amélioration qui peut faire espérer un rétablissement complet.

M. Goin qui a soumis un grand nombre de ses malades à la médication gazeuse, soit seule, soit associée à la médication hydro-minérale, n'a jamais prétendu, comme on a semblé le lui faire dire, pas plus que Nepple, pas plus que moi, guérir la phthisie pulmonaire par l'inspiration de l'acide carbonique; mais ce qui est certain, c'est que, sous l'influence de cette diète respiratoire, il a réussi à améliorer singulièrement et à enrayer pour un temps plus ou moins long des affections de poitrine chroniques, ayant toute l'apparence et tous les symptômes de phthisies confirmées.

Voici un de ses cas les plus intéressants :

OBSERVATION XIV.

Une demoiselle âgée de dix-huit ans, d'une constitution lymphatico-nerveuse, arrive à Saint-Alban dans un état déplorable. Son habitus extérieur est celui d'une personne de douze ans, tant le corps est grêle et ses différentes parties peu développées. Point de travail menstruel ; asthénie générale des fonctions organiques, et apathie morale. Chaque mois pendant sept à huit jours, il survient de la toux avec un peu de chaleur dans la poitrine. Plusieurs membres de la famille sont morts phthisiques. Les eaux minérales en bains et en boissons donnèrent une certaine impulsion aux fonctions organiques, et pendant trois mois il y eut amélioration dans l'état général de cette malade ; mais alors, soit naturellement, soit par suite du vice de l'onanisme auquel elle se serait livrée, la poitrine devint plus particulièrement le siége de symptômes indiquant une vive irritation, tels que chaleur brûlante, toux sèche et fréquente, prenant un caractère paroxystique le soir et le matin, dyspnée. Retour à Saint-Alban la saison suivante ; mais dans un état si fâcheux, que l'usage des eaux n'était plus possible.

La malade ne pouvait plus sortir de sa chambre, l'air extérieur provoquait des crises de toux qui anéantissaient les forces et se terminaient par des défaillances. Ce fut alors qu'en désespoir de cause nous essayâmes l'emploi du gaz en inspiration. Trois mois d'une très-belle saison furent consacrés à ce nouveau traitement, aidé de toutes les ressources de l'hygiène.

En quittant Saint-Alban au bout de ce temps-là, la constitution de cette jeune personne s'était améliorée à mesure que la toux énervante se calmait. Cette amélioration continua à faire des progrès dans le midi de la France, où elle s'était rendue pour y passer l'hiver et où les régles parurent pour la première fois.

Que faut-il penser de tous ces faits isolés ?

Sans vouloir prétendre regarder l'acide carbonique comme un spécifique de la phthisie, je suis convaincu qu'il peut, dans bien des cas d'affections chroniques de la poitrine, rendre d'immenses services, et qu'on devrait le conseiller, quand même on n'aurait que l'espoir chimérique d'arracher à la mort, ceux que la phthisie a couchés sur son lit de Procuste. Plus la nuit est noire, plus le médecin doit s'efforcer d'y faire luire un rayon d'espérance.

D'ailleurs écoutez Mascarel : (1).

« Je suis un partisan avancé de la curabilité de la
« phthisie, à la première, à la seconde et même à la
« troisième période. »

Puisse cette opinion éclairée et si consolante encourager les praticiens à tenter, lorsqu'il en est temps encore, une médication simple et facile qui peut produire des succès !

MALADIES DE LA VESSIE.

Il me reste pour terminer cette étude déjà bien longue, à relater les résultats des injections de gaz dans les affections génito-urinaires.

Au siècle dernier, on proposa l'acide carbonique dans les affections des voies urinaires, avec le but avoué de dissoudre les calculs et d'agir sur les graviers. Se basant sur les propriétés anesthésiques et analgésiques de l'acide carbonique, M. Broca (2) en fit une application plus utile dans un cas de cystite chronique qui occasionnait des douleurs presque intolérables. C'est un cas analogue que je rapporte.

(1) Annales de la Société d'hydrologie. Mars 1864 p. 230.
(2) *Moniteur des hôpitaux*, 4 août 1857.

OBSERVATION XV.

Cystite chronique. — Névralgie vésicale. — Quinze jours de traitement. — Guérison.

M. L... qui habite le Bourbonnais, vient à Saint-Alban d'après les conseils de son médecin. Il éprouve une irritabilité excessive de la vessie, qui se contracte sous l'influence de quelques gouttes d'urine. Il s'ensuit un ténesme d'autant plus pénible que la vessie n'a rien à expulser. Ces envies fréquentes d'uriner causent des douleurs atroces qui jettent le malade dans un désespoir tel, que parfois des idées de suicide hantent son cerveau. Il ne peut prendre aucun repos, ni le jour ni la nuit. La douleur irradie au périnée et au rectum et provoque un ténesme rectal des plus pénibles. L'urine rendue en très-petite quantité chaque fois ne laisse rien déposer ; il n'y a pas de rétrécissement.

Le malade a toujours froid aux pieds.

La première fois que je vis M. L... il semblait tellement souffrir que, pour le calmer immédiatement, je lui fis à la région périnéenne trois piqûres avec l'aquapuncteur. La cessation de la douleur fût immédiate, et le malade put dormir la nuit suivante deux heures de suite, ce qui ne lui était point arrivé depuis longtemps. Le lendemain matin, je vis arriver mon malade de bonne heure. Il m'apprit qu'il souffrait autant que la veille. Je procédai à une injection gazeuse de la manière suivante. A un petit ballon plein de gaz, j'adaptai une sonde de trousse et je chassai le contenu dans la vessie. M. L.... accuse d'abord une sensation de fraîcheur agréable et au bout d'un moment une douce chaleur. A ce moment, la douleur est à peine sensible. La nuit suivante est bonne, et le froid aux pieds a diminué. Ces injections faites trois fois par jour ont amené la disparition de la douleur. La miction se fait, lorsque la vessie contient une certaine quantité d'urine et sans difficulté.

Le moral s'est relevé, et le malade rappelé en toute hâte après quinze jours de traitement, se trouve dans un état de bien-être qu'il considère comme une guérison. Il avait supporté, pendant son séjour à Saint-Alban, trente injections vésicales de gaz acide carbonique, d'une durée moyenne de cinq minutes.

MALADIES DE L'UTÉRUS.

Parmi les maladies que guérissent les eaux de Saint-Alban, celles des femmes tiennent le premier rang.

Nous avons, je crois, suffisamment prouvé, combien elles sont efficaces, à l'âge de la puberté pour l'établissement du flux cataménial; et, à l'époque de la ménopause, pour prévenir les complications de l'âge critique.

Quant à l'application locale du principe gazeux qu'elles contiennent en si grande abondance, nous ne pouvons mieux faire que d'en résumer les indications d'après Herpin (1); selon cet auteur : « L'acide carbonique, en

(1) Loc. cit. p. 375.

« douches ou en injections, soit à l'état gazeux, soit en « dissolution dans l'eau, est indiqué et peut être em- « ployé avec les plus grands avantages dans :

« 1° La dysménorrhée avec congestion utérine, pour « apaiser les douleurs qui précèdent l'établissement du « flux menstruel ;

« 2° L'aménorrhée, pour rappeler la menstruation « supprimée ;

« 3° La leucorrhée, la chlorose, etc ;

« 4° Les engorgements et ulcérations fongueuses du « col de l'utérus, comme analgésique, résolutif et cica- « trisant ;

« 5° Les engorgements hypertrophyques ou avec indu- « ration (métrite chronique) ;

« 6° Les déviations de la matrice, fléxion, antéversion ;

« 7° Les névralgies utérines ;

« 8° Les ulcérations de nature carciomateuse. »

DYSMÉNORRHÉE — AMÉNORRHÉE

OBSERVATION XVI.

Dysménorrhée. — Guérison dès la première douche de gaz acide carbonique.

Mademoiselle D... m'est adressée par M. le docteur Reuillet, pour une dysménorrhée des plus tenaces. Depuis l'apparition des règles, à 14 ans, cette jeune fille qui en a aujourd'hui 18, a tous les mois beaucoup souffert. L'approche de chaque retour lui cause une vive appréhension. Soumise au traitement par l'eau en boisson et les bains d'eau minérale, Mlle D... fut, au moment de ses règles, prise de douleurs atroces. Mandé en toute hâte à son hôtel, je la trouvai en proie à de vives souffrances. Elle se roulait par terre en poussant des cris.

A la vue de cet état d'agitation, je lui promets de la soulager, si elle veut descendre à l'établissement. Quelques minutes après elle arrive. Une douche gazeuse vulvaire amène, au bout de quelques minutes, la cessation des douleurs. Après une légère interruption, on continue de diriger un fort jet gazeux sur les organes sexuels externes, et l'apparition du sang a lieu, pour continuer pendant trois jours sans douleur, en abondance relativement considérable.

« Nous avons vu employer l'acide carbonique dit « M. Le Juge. (1) chez une jeune fille de 24 ans, dont la « menstruation était difficile et très-douloureuse, et qui, « aux approches de ses règles, chaque mois, éprouvait « des douleurs telles, qu'elle se roulait par terre.

« L'acide carbonique a très-bien réussi, chez cette « femme. Les douleurs ont disparu ou ont été bien légè- « res, et le sang est apparu sans efforts et dans la quan- « tité ordinaire. »

MM. Balling, Grandidier, conseillent, chez les femmes

(1) Thèse, 1858, page 29.

nerveuses et hystériques deux fois par jour des bains de gaz acide carbonique d'une heure, dès que le prodrome des règles se manifeste.

Mojon (1) de Gênes, en 1834, proposa les insufflations d'acide carbonique, pour combattre les douleurs vives et poignantes qui précèdent l'évacuation menstruelle, chez des femmes atteintes d'aménorrhée incomplète, que ce trouble fonctionnel soit lié à une hypérémie du système utérin, causée par une certaine prédominance naturelle du côté de ces organes, ou à une congestion dépendant d'une fatigue trop grande de ces mêmes organes.

Une seule séance dans le bain de gaz acide carbonique a suffi, dit M. Villemin (2), pour provoquer les règles qui étaient en retard chez une jeune fille qui souffrait de gastralgie chlorotique.

On a vu, par l'observation XVI qu'une seule douche avait suffi pour favoriser l'écoulement menstruel, mais lorsque la malade a été préparée par un traitement interne approprié, l'emploi du gaz acide carbonique comme irritant externe du système sexuel, parait encore d'une efficacité plus prompte et plus certaine.

LEUCORRHÉE. — CHLOROSE.

Le docteur Bode à Nauheim, le docteur Grandidier à Nenndorf, ont employé avec grand succès, le gaz acide

(1) Bulletin général de thérapeuthique tome XII, p. 350.
(2) Revue d'hydrologie médicale 15 décembre 1858.

carbonique en injection contre la leucorrhée ou fleurs blanches.

OBSERVATION XVII.

Leucorrhée. — Troubles sympathiques du côté de l'estomac. — Vingt-cinq jours de traitement. — Guérison.

M. le docteur Coutaret m'adresse Madame B... le 19 juillet. Tempérament lymphathique, 28 ans, mariée depuis huit ans, n'a point eu d'enfant. Souffre beaucoup à l'approche des règles qui sont très-irrégulières et ne consistent pour ainsi dire, qu'en pertes blanches. A l'examen : bouchon muqueux à l'orifice du col, ni érosion, ni ulcération.

Sécrétion très-abondante de mucus.

Dérangement des fonctions digestives ; anorexie, flatulence, constipation ordinaire, etc.

Etat chlorotique ; névropathie.

Traitement. — Au début, irrigations vaginales avec de l'eau minérale. Ensuite une douche vaginale de gaz acide carbonique. Comme elle est bien supportée, la malade en prend deux par jour, à partir du dixième jour de son arrivée.

A son départ l'écoulement leucorrhéique est tari ; néanmoins je conseille la continuation des injections légèrement astringentes pendant quelque temps.

Les tiraillements de l'estomac ont disparu, l'appétit s'est rétabli. Madame B... paraît en bon état.

Le docteur O. Diriif, qui a fait une étude des nombreuses applications du gaz carbonique, fourni en grande quantité par les sources de Kissingen, a obtenu des résultats satisfaisants dans : les cas de faiblesse et de torpidité des organes génitaux, dans la dysménorrhée, l'aménorrhée et le catarrhe de la matrice et du vagin.

ENGORGEMENTS. — ULCÉRATIONS DU COL UTÉRIN.

La muqueuse utérine et vaginale n'est pas la seule atteinte. L'inflammation s'étend souvent aux tissus sous-jacents et se complique d'engorgements, d'érosions, d'ulcérations, qui résistent parfois opiniâtrement à tous les caustiques.

OBSERVATION XVIII.

Engorgement du col de l'utérus. — Ulcérations. — Un mois de traitement. — Guérison.

Au milieu de juin, M. le docteur Bar...... envoie Madame T... à Saint-Alban, pour s'y faire soigner d'une affection utérine, qui persiste depuis longtemps.

Tempérament lymphatique sous des apparences de force, 42 ans, multipare.

Varices profondes aux jambes, aux cuisses, surtout à gauche.

Le speculum nous permet de constater : un engorgement du col, avec des ulcérations sur tout le pourtour du museau de tanche, un peu douloureuses au toucher, saignant facilement. Écoulement puriforme, ayant résisté à des cautérisations variées.

Cet état rend la marche pénible et difficile.

Du côté des voies digestives se montrent des troubles fonctionnels, inappétence, crampes d'estomac, digestions pénibles et douloureuses, constipation, etc.

Traitement. — Six verres d'eau minérale par jour, bains.

Douches vaginales quotidiennes de gaz acide carbonique.

A l'examen fait tous les huit jours, je constate de semaine en semaine la diminution de l'écoulement qui se modifie, et cesse d'être fétide. Les lèvres du col se dessinent recouvertes de bourgeons charnus de bon aspect. La cicatrisation est à peu près complète au moment du départ de la malade. Madame T... a fait, concurremment avec les douches de gaz, des irrigations dans le bain, et matin et soir, à domicile, des injections avec de l'eau minérale.

J'ai su, en février, que la guérison s'était maintenue.

OBSERVATION XIX.

Engorgement de l'utérus. — Granulations. — Gastralgie rebelle. — Deux saisons à Saint-Alban. — Guérison.

M. le docteur Reuillet m'adresse Madame G.., pour une affection de l'utérus, qui a un grand retentissement sur l'estomac.

Le col, examiné au speculum, se montre gonflé.

Les lèvres sont recouvertes de granulations rouges et presque ulcérées à l'orifice. Écoulement leucorrhéique abondant. Douleur vive, à la pression hypogastrique, avec irradiation dans les bombes et les organes pelviens.

Cette jeune femme, 28 ans, est très-préoccupée, à juste titre, de cet état, et sous l'empire de la crainte de ne pas guérir, elle a vu survenir des troubles sérieux de la nutrition.

Elle est pâle, émaciée, très-nerveuse, ne mange pas, n'a de l'appétence que pour les crudités, un dégoût prononcé pour la viande. Tous les phénomènes dyspeptiques qui sont pour ainsi dire le cortége obligé des affections utérines, se montrent à un haut degré ; mais par-dessus tout une gastralgie rebelle.

Traitement. — Quatre verres d'eau minérale par jour, bains tous les deux jours. Douches vaginales de gaz; d'abord de très-courte durée, et tous les deux jours.

Pendant sa première saison, du 15 juin au 15 juillet, Madame G... prit douze douches gazeuses. A son départ : je constatai l'état suivant :

Disparition à peu près complète de la leucorrhée ; lèvres du col roses et sans gonflement.

L'appétit s'était rétabli, les digestions étaient bonnes, la douleur de l'estomac était nulle, et Madame G... prenait de l'embonpoint.

Au mois de septembre, la dyspepsie gastralgique ayant une tendance à revenir, Madame G... revint passer quelques jours à Saint-Alban, et l'enraya complétement.

Nous conseillons presque toujours de préluder aux douches de gaz, par des injections d'eau minérale ou des irrigations dans le bain.

Chez les personnes faibles, nerveuses, à tempérament excitable, l'effet trop stimulant du gaz sur les organes sexuels peut avoir un certain danger. On l'atténue par cette précaution. Il est même souvent avantageux de continuer les irrigations ou les injections concurremment avec les douches gazeuses.

Simpson d'Edimbourg (1) a employé avec succès le gaz acide carbonique, comme anesthésique local, dans la névralgie du vagin et de l'utérus ; dans divers états morbides et déplacements des organes pelviens, accompagnés de douleurs et de spasmes. Il l'a trouvé également très-utile dans la dysurie dépendant d'un état névralgique du col de la vessie.

Constantin Paul (2) a employé le gaz carbonique en injections, dans plusieurs cas de déviations utérines, avec douleur et congestion fréquente, dysménorrhée. Il en a constaté les propriétés bienfaisantes.

CARCINÔMES DE L'UTÉRUS, ETC.

« Les effets détersifs et cicatrisants du gaz carbonique,
« sur les ulcérations carcinomateuses du col de l'utérus,
« sont très-remarquables. Parfois cet effet va même

(1) *Union médicale*, 13 novembre 1856.
(2) *Gazette des hôpitaux*, 30 juin 1863.

« jusqu'à produire une sorte de cicatrisation qui ferait « croire à la guérison, si la curabilité d'une si redoutable « affection n'était point au-dessus des ressources de « l'art. » (1).

Demarquay (2) conclut ainsi qu'il suit de ses expériences sur les injections du gaz carbonique :

« Dans les affections utérines, névralgies du vagin et « du col de l'utérus, carcinôme du col, chez toutes les « malades, le soulagement a été instantané et durait plus « ou moins longtemps. Ce qui est bien certain, c'est « que l'état de plusieurs de nos malades, s'est trouvé « amélioré ; si elles n'ont pas guéri de leurs carcinômes « utérins, du moins leur état est devenu supportable. »

Monod (3), qui a expérimenté sur une vase échelle, dans son service à la maison de santé, où les cas nombreux de carcinômes utérins donnent souvent une grande facilité d'expérimentation, arrive aux mêmes conclusions que Demarqnay.

« En résumé, dit-il, dans les ulcérations résultant de « la diathèse cancéreuse, celles du sein ou de l'utérus, « par exemple, l'acide carbonique produit sur elles son « effet analgésique détersif habituel ; souvent il modère « l'intensité des douleurs ; quelquefois il améliore l'as- « pect de la plaie, et semble en amener la cicatrisation. »

(1) Thèse, Salva.
(2) Société de chirurgie, séance du 29 octobre 1856.
(3) Gazette hebdomadaire. 1856, p. 799.

En écrivant ce mémoire, je n'ai point oublié que si la réputation de Saint-Alban remonte à la période gallo-romaine, elle a été surtout de nos jours, mise en relief par mes prédécesseurs immédiats, principalement par l'un des inspecteurs les plus distingués, M. le docteur Goin.

Lorsque, en lisant leurs travaux, j'ai rencontré des observations rares et dont les conclusions confirmaient les miennes, je leur ai donné l'hospitalité avec empressement ; heureux de demander à des savants justement réputés la consécration de mon expérience.

J'ai reproduit textuellement les opinions des auteurs, sur le gaz acide carbonique, médication à laquelle les travaux des Goin, des Demarquay, des Herpin, des Broca, etc., ont donné ses lettres de naturalisation. La science est un grand livre où les travailleurs doivent avoir un compte ouvert.

La saison des eaux va s'ouvrir bientôt à Saint-Alban ; je vais reprendre mon sillon, et m'efforcer de le creuser encore, de le creuser toujours. Quand tout marche, ne pas avancer c'est reculer.

Saint-Alban, le 15 mars 1879.

BILLETS		1 Billet	5 Billets	10 Billets	15 Billets	20 Billets
		fr. c.	fr. c.	fr. c.	fr. c.	fr. c.
BAIN D'EAU DOUCE sans linge		» 75	3 75	7 25	10 75	14 »
BAIN D'EAU DOUCE avec linge	1 Peignoir. 2 Serviettes.	1 25	6 25	12 »	18 »	23 50
BAIN D'EAU MINÉRALE sans linge		1 »	5 »	9 75	14 50	19 »
BAIN D'EAU MINÉRALE avec linge	1 Peignoir. 2 Serviettes.	1 25	6 25	12 »	18 »	23 50
BAIN D'EAU MINÉRALE OU D'EAU DOUCE baignoire garnie	1 Fond de bain. 2 Peignoirs. 3 Serviettes.	2 »	10 »	19 »	28 50	38 »
BAIN DE PIEDS		» 50	2 50	4 75	7 »	9 25
BAIN DE SIÉGE		1 »	5 »	9 75	14 50	19 »
DOUCHE ASCENDANTE		» 50	2 50	4 75	7 »	9 25
TRAITEMENT HYDROTHÉRAPIQUE	Une séance sans linge.	1 75	8 50	16 »	24 »	30 »
	Une séance avec linge.	2 »	9 »	17 »	25 »	32 »
TRAITEMENT par le GAZ ACIDE CARBONIQUE	Aspirations, Bains d'yeux — 1re cl. réservée	» 60	3 »	3 75	8 25	10 50
	Douches nasales — 1re cl.	» 40	2 »	4 »	5 75	7 50
	Bains d'oreilles — 2e cl.	» 25	1 25	2 50	3 60	4 70
BAIN DE GAZ		3 »	15 »	29 »	43 »	57 »

BILLETS	1 Billet	5 Billets	10 Billets	15 Billets	20 Billets
	fr. c.	fr. c.	fr. c.	fr. c.	fr. c.
DOUCHE VAGINALE avec le gaz	2 »	10 »	19 »	28 »	38 »
DOUCHE avec le gaz	2 »	10 »	19 »	28 »	38 »
BAIN PARTIEL avec le gaz	1 50	7 50	14 50	21 50	28 »
DOUCHE VAGINALE irrigation continue	1 50	7 50	14 »	21 »	28 »
DOUCHE NASALE	» 50	2 50	4 75	7 »	9 25
PULVERISATION	» 50	2 50	4 75	7 »	9 25
EAU DE CHALLES	» 20	1 »	2 »	3 »	4 »
SUDATION A LA LAMPE ou par enveloppement Suivi d'une lotion ou d'une piscine	2 »	10 »	20 »	29 »	38 »
PISCINE	1 50	7 50	14 »	21 »	28 »
BAIN DE VAPEUR	2 »	10 »	19 50	29 »	38 »
ABONNEMENT DE BUVETTE La Saison de 21 jours	8 »	» »	» »	» »	» »
ABONNEMENT DE BUVETTE La 1/2 Saison de 11 jours	5 »	» »	» »	» »	» »

www.ingramcontent.com/pod-product-compliance
Lightning Source LLC
LaVergne TN
LVHW012000160826
845678LV00002B/642

9782329680194